essentials

essentials liefern aktuelles Wissen in konzentrierter Form. Die Essenz dessen, worauf es als „State-of-the-Art" in der gegenwärtigen Fachdiskussion oder in der Praxis ankommt. *essentials* informieren schnell, unkompliziert und verständlich

- als Einführung in ein aktuelles Thema aus Ihrem Fachgebiet
- als Einstieg in ein für Sie noch unbekanntes Themenfeld
- als Einblick, um zum Thema mitreden zu können

Die Bücher in elektronischer und gedruckter Form bringen das Expertenwissen von Springer-Fachautoren kompakt zur Darstellung. Sie sind besonders für die Nutzung als eBook auf Tablet-PCs, eBook-Readern und Smartphones geeignet. *essentials:* Wissensbausteine aus den Wirtschafts-, Sozial- und Geisteswissenschaften, aus Technik und Naturwissenschaften sowie aus Medizin, Psychologie und Gesundheitsberufen. Von renommierten Autoren aller Springer-Verlagsmarken.

Weitere Bände in der Reihe http://www.springer.com/series/13088

Thomas Koller · Viviane Gut ·
Christine Rüegg · Patrick Meier

Manuelle Narbentherapie bei tiefdermalen Defekten nach Verbrennungen

Leitfaden für Physiotherapeuten und Ergotherapeuten

Mit einem Geleitwort von Jan Plock

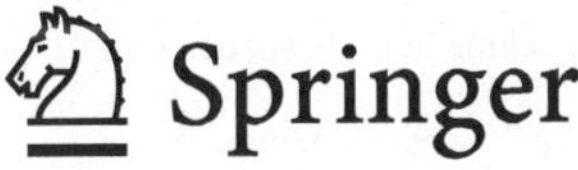

Thomas Koller
Rehaklinik Bellikon
Bellikon, Schweiz

Christine Rüegg
Rehaklinik Bellikon
Bellikon, Schweiz

Viviane Gut
Universitätsspital Zürich
Zürich, Schweiz

Patrick Meier
Rehaklinik Bellikon
Bellikon, Schweiz

USZ Universitäts Spital Zürich

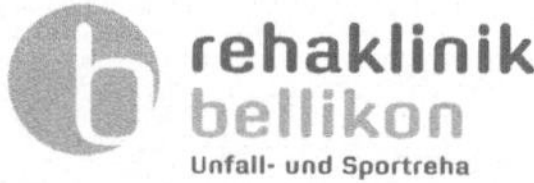

ISSN 2197-6708 ISSN 2197-6716 (electronic)
essentials
ISBN 978-3-658-28889-1 ISBN 978-3-658-28890-7 (eBook)
https://doi.org/10.1007/978-3-658-28890-7

Die Deutsche Nationalbibliothek verzeichnet diese Publikation in der Deutschen Nationalbibliografie; detaillierte bibliografische Daten sind im Internet über http://dnb.d-nb.de abrufbar.

Springer ist ein Imprint der eingetragenen Gesellschaft Springer Fachmedien Wiesbaden GmbH und ist ein Teil von Springer Nature.
Die Anschrift der Gesellschaft ist: Abraham-Lincoln-Str. 46, 65189 Wiesbaden, Germany

Was Sie in diesem *essential* finden können

- Beurteilung und Behandlung tiefdermaler Defekte
- Wundheilungsphasenadaptierte Dosierung manueller Narbentechniken
- Ausgewählte Therapiemöglichkeiten.

Geleitwort

Die Medizin ist ständigen Weiterentwicklungen unterworfen. Forschung und klinische Erfahrung erweitern unsere Erkenntnisse laufend. Dies gilt auch für die Behandlung schwerbrandverletzter Patienten.

In den vergangenen Jahrzehnten stand eine verbesserte medizinische Versorgung im Fokus, um die Letalität und Morbidität von Patienten mit großflächigen Verbrennungen zu senken. Heute besteht das Ziel einer weiteren Optimierung darin, eine enge interdisziplinäre Zusammenarbeit zu fördern.

Die Technik und die Materialien verschiedener Deckungsmöglichkeiten erweitern sich stetig. Moderne Wundauflagen führen schneller zum überlebenswichtigen Wundverschluss. Leider hat dies nicht zwangsläufig auch ein verbessertes Outcome in Hinsicht auf die Narben der Patienten zur Folge.

Betroffene und Fachpersonen sehen sich während des Heilungsverlaufs mit großflächigen – teils pathologischen – Narben konfrontiert, die nicht nur zu Entstellungen führen, sondern auch mit relevanten Bewegungs- und Funktionseinschränkungen im Alltag verbunden sind. Wiederherstellung und Rehabilitation als wichtigste Ziele sind dadurch häufig verzögert oder sogar infrage gestellt.

Eine wirksame Narbentherapie sollte darauf abzielen, die Grundlage für mehr Mobilität und somit für mehr Lebensqualität zu legen. Kompressionstherapie und Silikonapplikationen sind empirisch und klinisch gut erprobt. Sie gelten als „Standard of Care“ in der Narbenbehandlung nach Verbrennungen. Auch die manuelle Narbentherapie stellt „Best Practice“ dar.

Aus chirurgischer Sicht sind ausgeprägte funktionelle Einschränkungen häufig auch eine Indikation zur operativen Frühkorrektur. Hingegen sollten ästhetische Aspekte erst nach Ausreifung der Narbe korrigiert werden. Somit kommt der konservativen Narbentherapie im Rahmen der Physio – und Ergotherapie eine relevante Rolle zu. Hierbei kann ein nachvollziehbares Behandlungskonzept den Betroffenen helfen, die häufig langsamen Fortschritte besser zu ertragen und die Zeit für sich arbeiten zu lassen.

Mit diesem Buch ist es den Autoren gelungen, eine evidenzbasierte Grundlage zur manuellen Narbentherapie zu schaffen. Die Autoren behandeln seit Jahren Patienten nach diesem gewachsenen Konzept. Sie adaptieren ihre Techniken an die Physiologie der Wundheilungsphasen. Dadurch können sie mithilfe adäquater und funktioneller Reize die Narbenbildung beeinflussen. Sowohl bei Patienten als auch Therapeuten finden die Techniken und das Behandlungskonzept große Akzeptanz. Zu dieser Grundlagenarbeit und zu den für sich selbst sprechenden Resultaten möchte ich die Autoren beglückwünschen!

Zürich
12.09.2019

Prof. Dr. med. Jan Plock
Leitender Arzt
Klinik für Plastische Chirugie
und Handchirugie
Universitätsspital Zürich
Zürich, Schweiz

Inhaltsverzeichnis

1 Einführung

Patienten mit schweren Verbrennungen zu behandeln, ist stets eine große Herausforderung. Im Rehabilitationsteam ist eine enge interdisziplinäre Zusammenarbeit für den Therapieerfolg entscheidend. Narbentherapeutische Interventionen gilt es so zu planen, dass sie während des Verbandwechsels stattfinden können. Dadurch entsteht ein bedeutender Vorteil. Therapeuten haben während der Behandlung stets visuellen Kontakt zum Gewebe und können somit die Dosierung adäquat anpassen. Dabei orientieren sie sich an Wundheilungsphasen und Bindegewebswiderständen. Zusätzliche Gewebeschäden (Mikrotraumata) durch manuelle Mobilisation gilt es unbedingt zu vermeiden. Dies ist nur möglich, wenn Therapeuten die Bindegewebswiderstände während der Mobilisation kontinuierlich taktil beurteilen. Stärker vernarbte Stellen (z. B. Narbenstränge) übertragen den mechanischen Reiz mühelos und unbeschadet. Sie leiten ihn jedoch in schwächere Gewebeareale weiter und schädigen dort eventuell die sich neu formierende Zellstruktur. Somit wird diese Stelle zwangsläufig wieder in einen Entzündungszustand versetzt. Deshalb gilt es darauf zu achten, dass der mechanische Reiz genau an die richtige Stelle gelangt.

Hierzu eignen sich folgende Dosierungsparameter:

- Aktuelle lokale Wundheilungsphase
- Bindegewebswiderstandsanstieg in taktiler Form
- Spannungsausgleich: Weiterleitung der mechanischen Spannung im vernarbten Gebiet
- Subjektive Aussagen der Patienten in Bezug auf Ziehen und Schmerz.

T. Koller et al., *Manuelle Narbentherapie bei tiefdermalen Defekten nach Verbrennungen*, essentials, https://doi.org/10.1007/978-3-658-28890-7_1

Forschungsstand

2

Zellbiologische Aspekte im Kontext der Mechanotransduktion

„Mechanotransduktion“ bezeichnet die Reaktion im Zellinneren auf einen mechanisch applizierten Reiz von außen. Bei adäquater Reizung reagiert die Zelle mit einer Gentranskription und beeinflusst somit das Zytoskelett sowie die EZM und dadurch die Qualität des betroffenen Gewebes. Forschungserkenntnisse tragen wesentlich dazu bei, die Signalübertragung mechanischer Reize zu verstehen. In der zellbiologischen Forschung ist der Einfluss mechanischer Reize auf die Wundheilung ein wichtiges Thema. Die Erkenntnisse stammen jedoch aus Zellkulturen oder Tiermodellen. Dadurch lassen sie sich nicht direkt auf Menschen übertragen. Die Zellbiologie bietet jedoch die einzigen fundierten Anhaltspunkte zur Frage nach der adäquaten Dosierung.

Bouffard et al. (2008) konnten im Mausmodell durch eine 20–30 %-ige statische Gewebedehnung (zehn Minuten täglich) eine Abnahme der TGF-Beta 1-Konzentration und der Kollagensynthese beobachten. Bei TGF-Beta 1 handelt es sich um ein lokales Zytokin, das im Zusammenhang mit der Wundheilung und Fibrosierung eine wichtige Rolle spielt. Eine zu hohe TGF-Beta 1-Aktivität führt zu überdurchschnittlicher Fibrosierung und somit zu einer tendenziellen Restriktion des Narbengewebes (vgl. Lindahl et al. 2002; Wipff et al. 2007; Kapp 2006). Die Resultate dieser Studie lassen vermuten, dass Gewebedehnung während der Wundheilung das TGF-Beta 1-Level senkt und somit zu einer veränderten Kollagensynthese führt. Dies könnte ein wichtiger natürlicher Mechanismus bei der Limitierung hypertropher Narbenbildung sein (Bouffard et al. 2008, S. 389–395).

Andalib et al. (2016) fassten in einem Review ausgewählte Studien zur Mechanotransduktion zusammen. Dabei thematisierten sie mechanische Testkräfte, die auf Zellen einwirken. Diese Kräfte sind in der früheren Krafteinheit „Dyne“ angegeben (seit 1978 durch die SI-Einheit „Newton“ [N] ersetzt).

T. Koller et al., *Manuelle Narbentherapie bei tiefdermalen Defekten nach Verbrennungen,* essentials, https://doi.org/10.1007/978-3-658-28890-7_2

Die Umrechnung zeigt, dass alle Zellen mit einer Kraft von 0.00002 N bis 0.00058 N mechanisch stimuliert wurden. Alle inkludierten Studien konnten einen mechanotransduktorischen Effekt nachweisen. Daraus geht hervor, dass Zellen sehr mechanosensitiv sind. Für eine Zellreaktion auf einen mechanischen Stimulus sind nur minimale Kräfte erforderlich.

Carano und Siciliani (1996) wiesen nach, dass intermittierende Dehnungen auf den Fibroblasten eine Freisetzung von Kollagenase zur Folge hat. Kollagenase bricht Kollagenstrukturen auf und kann somit auch wasserunlösliche Crosslinks abbauen. Zudem werden in der vorhandenen Kollagenstruktur Kollagenmoleküle (in Reihe) eingebaut, sodass sich das Bindegewebe verlängert.

Bei einer Be- und Entlastung des Fibroblasten während jeweils drei Minuten verlängerte sich die Zelle um 7 %. Die Kollagenaseproduktion war bei den intermittierend belasteten Fibroblasten um ca. 200 % höher als bei nichtbelasteten Zellen. Die statisch belasteten Zellen wiesen lediglich eine 50 %-ige Steigerung der Kollagenaseproduktion auf. Nach zehn bis fünfzehn Minuten statischer Belastung der Zellen ging die Kollagenaseproduktion sogar wieder um 50 % zurück.

Intermittierende mechanische Dehnreize erhöhen die Fibroblastenaktivität in Bezug auf die Produktion von Crosslinks-lösenden Substanzen, beispielsweise Kollagenase.

Warren (1971) zeigte, dass die Halbierung der auf das Bindegewebe ausgeübten Kraft bei voller Belastung die Zellverlängerung verdreifacht. Als volle Belastung gilt diejenige Kraft, bei der das Bindegewebe gerade noch nicht reißt. Empirisch sind diese Kräfte auf eine Verbrennungsnarbe sicher viel zu stark und würden zu einem Spannungsausgleich (Zellschaden) führen. In der manualtherapeutischen postoperativen oder posttraumatischen Nachbehandlung wäre diese Dosierung wahrscheinlich eher adäquat.

Balestrini und Biliar (2006) untersuchten die Reaktion von Zellkulturen auf einen Dehnreiz mit einer Amplitude von 16 % und einer Frequenz von 0.2 Hz, acht Tage lang kontinuierlich appliziert während 24 h. Die Autoren fanden heraus, dass ein solcher zyklischer Dehnreiz (16 % mit 0.2 Hz) die Fibroblasten zur Produktion einer widerstandsfähigeren Matrix anregt. Die Gewebedichte nimmt zu und eine Reorganisation der Fasern tritt ein. Histologisch konnten Ballestrini et al. eine fulminante Abnahme der Dicke („thickness") feststellen. Das Gewebe war dünner, dichter und besser organisiert. Ebenso war es widerstandsfähiger gegenüber Spannung, was jedoch auch zur Abnahme der Dehnfähigkeit führte. Diese Reduktion war jedoch statistisch nicht relevant.

Aufgrund dieser Resultate gehen die Autoren davon aus, dass ein Dehnreiz zu einem Anstieg der Zell-Remodelling-Aktivität führt. Dies ist als positiv zu werten. Gleichzeitig kommt es jedoch auch zu einem statistisch signifikanten Anstieg des Kollagenanteils. Daraus resultiert eine Zunahme der Matrix-Festigkeit und somit eine Abnahme der Matrix-Dehnbarkeit („extensibility"). Dieses Resultat lässt sich sowohl negativ als auch positiv werten. In Bezug auf ein widerstandsfähigeres Gewebe ist die Zunahme der Matrix-Festigkeit vorteilhaft. Im Hinblick auf Narbenkontrakturen ist die geringere Dehnbarkeit jedoch eher nachteilig. Die Autoren weisen darauf hin, dass bereits eine geringe Veränderung des Kollagenanteils das Potential hat, die Gewebesteifigkeit („stiffness") stark zu beeinflussen. Therapeutisch wäre dieser Ansatz im klinischen Alltag äußerst schwierig umzusetzen.

Balestrini und Biliar (2009) verglichen drei Jahre später in einer weiteren Studie die komplexen Mechanismen statischer Dehnung (24/24 h) mit intermittierender Dehnung (6/24 h) in Kombination mit verschiedenen Amplituden (2–16 %). Dabei konnten sie bei täglicher 4 %-iger Gewebedehnung über mehrere Stunden einen positiven Effekt bezüglich der Dehnfähigkeit der extrazellulären Matrix nachweisen. Sie stellten jedoch auch fest, dass ein zu starker und zu lange andauernder Dehnreiz auf eine Zellkultur zu erhöhter Kollagensynthese führte.

Diese Resultate zeigen, dass zu starke, zyklische, repetitive Dehnung oder prolongierte statische Belastung mit zunehmender Amplitude zu pathologischer Narbenbildung führen können (vgl. Silver et al. 2003; Aarabi et al. 2007).
Die Resultate von Balestrini und Biliar (2006, 2009) machten deutlich, dass sich eine moderate zyklische Reizsetzung (0,2 Hz) und eine moderate Amplitude über mehrere Stunden positiv auf die physiologische und funktionelle Narbenbildung auswirkten.
Zusätzlich fanden Balestrini und Biliar heraus, dass kurze dreißigminütige Dehnungen mit moderater Amplitude (20 % Dehnung) eine Abnahme der TFG-Beta 1-Aktivität zur Folge hatten.

Mit Blick auf die Applikation von Schienen lässt sich unter anderem folgende Aussage treffen: Zyklische Dehnreize mit tiefer Amplitude (ca. 5 %) während einiger Stunden pro Tag scheinen nützlicher zu sein als kontinuierliche Stimulation mit hoher Amplitude.

Hierzu passt auch die Aussage der älteren Studie von Warren et al. (1971), wonach ein weiterer mobilisierender Effekt des Bindegewebes auf seiner viskoelastischen Eigenschaft beruht. Mit Hilfe der Viskoelastizität reagiert das Bindegewebe auf längere mechanische Belastungen mit einer Anpassung seines Aufbaus. Das Bindegewebe verlängert sich. Dieser Effekt tritt jedoch erst nach länger andauernder konstanter Belastung auf, meistens nach etwa 16 Stunden.

Dadurch ist dieser Effekt therapeutisch kaum nutzbar. Lediglich eine wohldosierte Quengelung könnte diesem Prinzip nahekommen.

> **Wichtig!**
> - Fibroblasten können auf äußere mechanische Reize reagieren. Zudem scheinen sie unterschiedlich auf zyklische oder statische und vorgedehnte (prolongierte) Reize zu antworten.
> - Ob sich diese Labor-Erkenntnisse direkt auf das menschliche Gewebe (in vivo) übertragen lassen, ist unklar und in der aktuellen Literatur nicht beschrieben.

Wie nehmen Fibroblasten einen mechanischen Reiz von außen wahr?
Neuere Untersuchungen ergaben, dass Zilien (kleinste Flimmerhärchen) eine wichtige Funktion in Bezug auf das Registrieren von Scherkräften aufweisen (vgl. Myers 2015). Diese Härchen sind in der Lage, den „Fluid Shear" der umgebenden Grundsubstanz zu registrieren, um entsprechende Informationen ans Zellinnere weiterzuleiten. Sie sind sehr sensitiv und benötigen nur sanfte mechanische Impulskräfte, um aktiv zu werden.
Welche mechanischen Reize bewirken welche Fibroblastenaktivität?
Bei unverletzter Struktur bedarf es einer stetig wiederkehrenden 4 %-igen Dehnung (beispielsweise eines Ligaments), um die Adaptation der Kollagenstruktur und der Matrix durch den Fibroblasten zu erreichen. Hochdosierte und ruckartige Zugbelastungen bringen den Fibroblasten dazu, proinflammatorische Botenstoffe auszuschütten. Dies kann anfangs wundheilungsfördernd sein, bei repetitiver Anwendung jedoch in einer stagnierenden Wundheilungsdynamik resultieren (vgl. Typaldos 2014).
Mehrwöchige Immobilisation oder chronischer Bewegungsmangel führen hingegen zur Ausbildung zusätzlicher Crosslinks. Die Kollagenfasern verlieren ihre natürliche Wellenstruktur („Crimp") (vgl. Typaldos 2014).

Carano et al. (1996) forschten an Zellkulturen künstlicher Ligamente. Dabei fokussierten sie den Dehnreiz auf den Fibroblasten und die Reaktionen auf die Wundheilung. Beim Vergleich von 3–12 %-igen Dehnreizen und ein- bis fünfminütigen Applikationszeiten zeigte sich, dass die 3 %-ige Dehnungsbelastung und die fünfminütige Applikationszeit am wirksamsten waren, um die Heilung einer zuvor gesetzten Läsion zu beschleunigen (Carano et al. 1996, S. 19–26).

Zein-Hammoud et al. (2015) setzten Fibroblasten in einer Zellkultur einer konstanten Grundspannung aus. Eine einmalig durchgeführte, sechzig Sekunden andauernde manuelle Spannungsreduktion führte dazu, dass sich die proinflammatorischen Folgen einer vorhergehenden Repetitive-Motion-Injury-Simulation (RSI-Syndrom) reduzierten. Durch die Stimulation einer Myofascial-Release-Technik (geringgradige Gewebedehnung, 60 s) kam es im Anschluss an die RSI-Stimulation ebenfalls zu einer abgedämpften inflammatorischen Reaktion – und zwar zusätzlich zur reduzierten apoptotischen Auswirkung dieser Vorschädigung (vgl. Zein-Hammoud et al. 2015). Weiter konnten die Autoren nachweisen, dass Fibroblasten, die in einer Zellkultur einem geringgradigen „Fluid Shear" ausgesetzt waren, mit verstärkter Expression des kollagen-abbauenden Enzyms MMP-1 in einem Zeitfenster von vier bis acht Stunden reagierten (Zheng et al. 2012, S. 2368–2375).

▶ **Wichtig!**

- Adäquate mechanische Reize von außen veranlassen die Zelle dazu, eine Reaktion im Sinne einer Gentranskription zu generieren.
- Diese Zellantwort ist sehr differenziert und spezifisch auf den von außen wirkenden mechanischen Reiz abgestimmt.
- Die Zelle reagiert auf minimalste mechanische Kräfte. Ob sich dies in der Klinik im Sinne des Prinzips „weniger ist mehr" übertragen lässt, entzieht sich dem heutigen Kenntnisstand.
- Um dem Gewebe eine funktionelle Ausrichtung zu verleihen, muss der von außen applizierte Reiz wahrscheinlich nicht sehr stark sein.

Klinische Konklusion: Um die richtigen Vorgänge auf zellulärer Ebene in Gang setzen zu können, stellt eine adäquate manuelle Dosierung die Grundvoraussetzung dar (s. Abb. 2.1). Eine Überforderung des Gewebes endet zwangsläufig in einer zellulären Beschädigung und löst eine erneute Entzündungsreaktion mit allen Kardinalsymptomen aus. Eine Unterforderung hingegen zeigt sich in Form von Crosslinks und herabgesetzter Dehn- bzw. Belastbarkeit.

Bei der Nachbehandlung tiefdermaler Defekte gilt es, zusätzlich weitere Parameter miteinzubeziehen. Zur Bestimmung der aktuell herrschenden Wundheilungsphase dienen einerseits der Capillary Refill Test (vgl. Abschn. 7.2), andererseits die Schmerzangabe des Patienten (sofern möglich) sowie der Narbenbefund (Farbe, Dichte etc.).

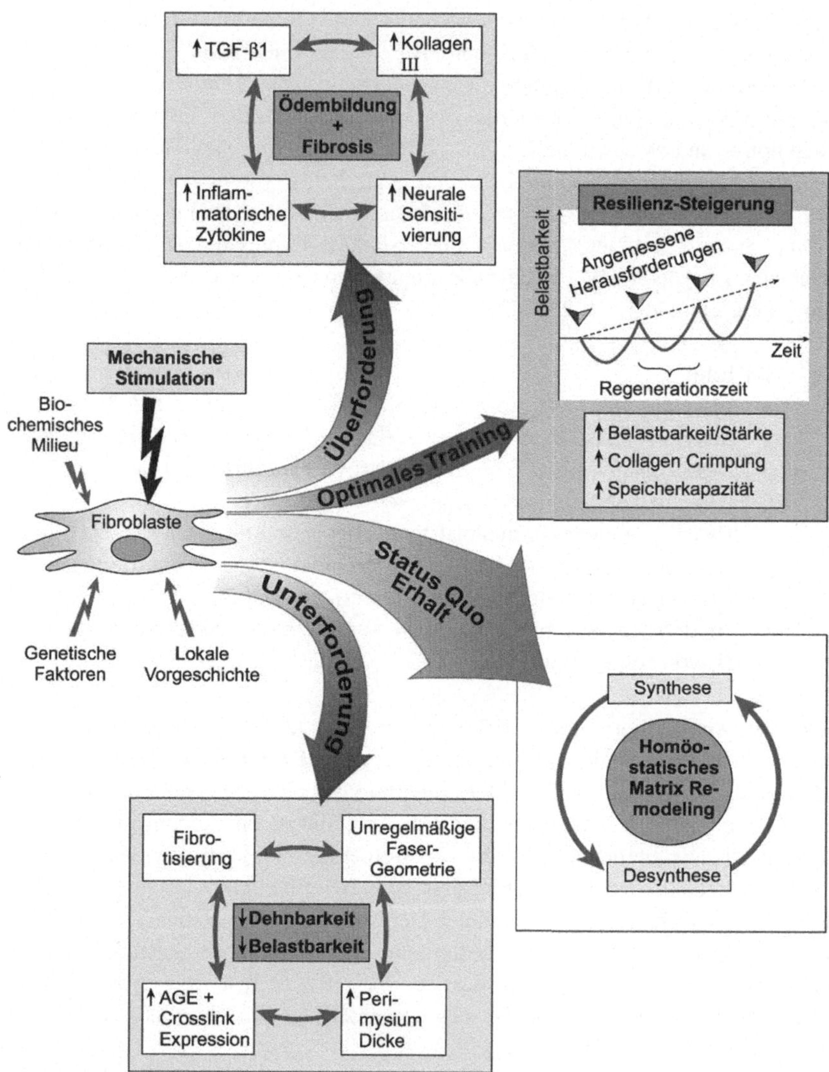

Abb. 2.1 Mechanosensible Anpassung des faszialen Bindegewebes nach dem Davis'schen Gesetz. (Quelle: Schleip 2016, S. 16–21). Die Prozesse laufen in gesundem und in heilendem Gewebe identisch ab

Schmerz bei tiefdermalen Defekten 3

Verbrennungen zerstören auch Schmerzfasern (Aδ- und C-Fasern). Grundsätzlich sind die Schmerzaussagen des Patienten besonders in der Akutphase und zu Beginn der Rehabilitation (am Ende der Proliferationsphase und zu Beginn der Remodulierungsphase) schwierig zu bewerten. Gründe dafür sind die generell veränderte Körperwahrnehmung, die teilweise fehlenden Schmerzfasern im primären Wundareal und die anfangs hochdosierte Schmerzmedikation.

3.1 Wie unterscheiden sich Schmerzfasern auf Gewebeebene?

Die Aδ-Faser reagiert bereits sehr früh und schnell auf mechanische Einflüsse, indem sie starkes Ziehen und Druck meldet. Auch bei einer Schädigung bleibt sie weiterhin aktiv.

Im Gegensatz dazu wird die C-Faser erst bei einer Schädigung (Zellwandzerstörung) aktiv. Sie generiert den typischen Schmerzcharakter («Es tut weh!»). Durch die Zerstörung von Zellwänden tritt Arachidonsäure aus, die schnell zu Prostaglandin synthetisiert wird.

Die C-Faser ist sehr prostaglandinsensitiv und reagiert mit der Ausschüttung von Substanz P. Durch diesen Vorgang beginnt jeweils erneut die Entzündungsphase mit sämtlichen Entzündungszeichen (dolor, calor, rubor, tumor und functio laesa).

T. Koller et al., *Manuelle Narbentherapie bei tiefdermalen Defekten nach Verbrennungen*, essentials, https://doi.org/10.1007/978-3-658-28890-7_3

Deshalb gilt es, eine Überdosierung möglichst zu vermeiden (vgl. Van den Berg 2011; Koller 2016, S. 237–241, 2017b; Butler et al. 2009).

Von der veränderten Schmerzwahrnehmung ist auch die kognitive Verarbeitung im primären und sekundären Wundareal betroffen. Hierbei lassen sich direkte und indirekte Schmerzleitung unterscheiden.

3.2 Direkte Schmerzleitung

In der Regel ist jedes Hautareal im Kortex abgebildet, wodurch sich Reizafferenzen genau lokalisieren lassen. Da die Aktivität der Aδ-Faser direkt im beanspruchten Gewebeareal (primäres Wundareal) sehr früh einsetzt, kann der Körper auf alle als schmerzhaft empfundenen Reize zeitnah eine motorische Schutzantwort generieren. Diese verhindert eine erneute zelluläre Schädigung (vgl. Van den Berg 2001; Koller 2017b; Butler et al. 2009) (s. Abb. 3.1).

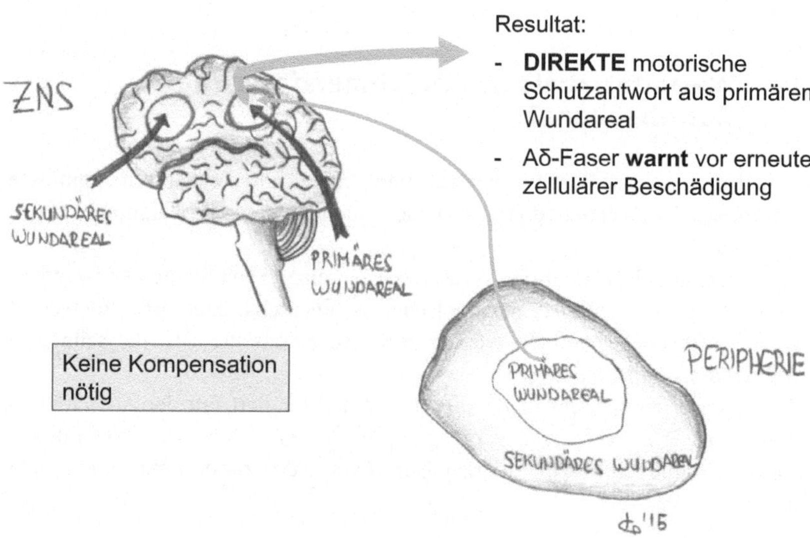

Abb. 3.1 Direkte Schmerzleitung (Graphik: T. Koller)

3.3 Indirekte Schmerzleitung

Indirekte Schmerzleitung erfolgt bei jeder strukturellen Verletzungsart. Wegen partieller Zerstörung der Schmerzfasern ist das primäre Wundareal temporär oder definitiv nicht in der Lage, schmerzhafte Reize direkt an den Kortex weiterzuleiten. Der Körper kompensiert diese Reize somit über das sekundäre Wundareal. Dies ist mit zwei wesentlichen Nachteilen verbunden:

1. Bis zum Zeitpunkt, an dem der im primären Wundareal gesetzte Reiz mechanisch im sekundären Wundareal angekommen ist, droht im primären Wundareal bereits eine Überdosierung in Form von Zellwandschädigung. Es kommt zu einem Rückfall in die Entzündungsphase. Die Aktivität der Aδ-Faser ist im primären Wundareal in der Entzündungs- und Proliferationsphase nicht in der Lage, vor einer erneuten zellulären Schädigung zu warnen (s. Abb. 3.2).
2. In der Entzündungs- und Proliferationsphase erhält die kortikale Zuordnung des primären Wundareals bei Patienten mit tiefdermalen Defekten kaum Signale. Denn infolge thermischer oder bakterieller Zerstörung fehlen die Schmerzfasern. Somit ist die kortikale Zuordnung des primären Wundareals auf indirekte Informationen aus dem sekundären Wundareal angewiesen.

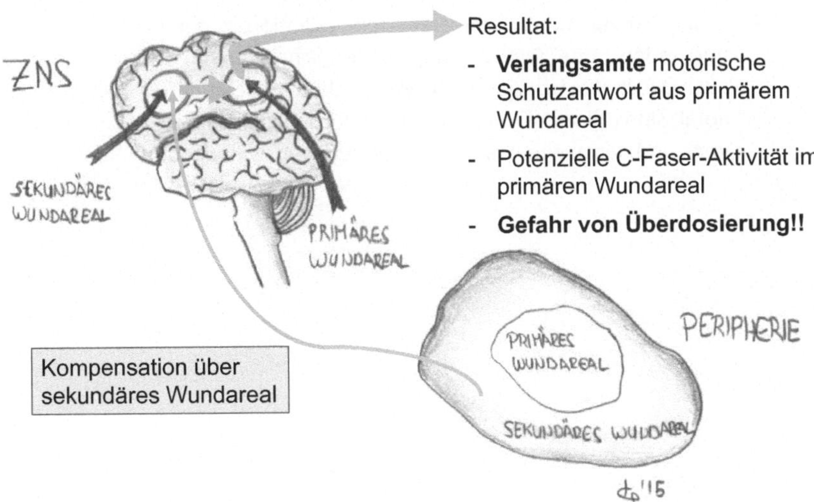

Abb. 3.2 Indirekte Schmerzleitung bei einer Verletzung (Graphik: T. Koller)

Daraus resultiert eine erschwerte differenzierte Wahrnehmung mit zusätzlich verlangsamter motorischer und/oder verbaler Schutzantwort. Diese beiden Nachteile stellen Therapeuten vor eine große Herausforderung.

Somit reichen Schmerzaussagen von Patienten mit tiefdermalen Defekten nicht aus, um eine adäquate Dosierung der therapeutischen Intervention sicherzustellen. Auf der Grundlage der Gewebe- und Schmerzphysiologie sowie der Wundheilungsphasen ist ein funktioneller Reiz nur über die taktile Diagnose des ersten und zweiten Bindegewebswiderstands sinnvoll und inzwischen empirisch gut belegt (vgl. Van den Berg 2011; Koller 2017b, 2018, S. 81–87, 2019a; Butler et al. 2009).

Es ist jedoch Aufgabe des Therapeuten, diese Schmerzverarbeitungsproblematik mit dem Patienten eingehend zu thematisieren, um gemeinsam eine Strategie zu entwickeln. Angst vor Schmerz kann dazu führen, dass Patienten Bewegung vermeiden. Es ist jedoch wichtig, dass sie wieder in der Lage sind, „Ziehen“ (Aδ-Faser) von „Wehtun“ (C-Faser) zu unterscheiden.

▶ **Wichtig!**

- Subjektive Schmerzaussagen des Patienten dürfen keinesfalls das alleingültige Kriterium für die adäquate Dosierung therapeutischer Interventionen bei tiefdermalen Defekten sein.
- Zusätzlich zur hohen Schmerzmittelmedikation in der Akutphase und andersartiger (emotional gefärbter) Schmerzwahrnehmung ist auch die direkte bzw. indirekte Schmerzleitung verändert.
- Somit sind objektive Anhaltspunkte erforderlich, beispielsweise der erste und der zweite Anstieg des Bindegewebswiderstands.

4 Anstieg des ersten und zweiten Bindegewebswiderstands (R1 und R2)

Grundsätzlich gilt es zu unterscheiden zwischen Bewegungsquantität und Bewegungsqualität. Die Bewegungsquantität ist das physikalisch objektiv messbare Ausmaß der Bewegung. Im Unterschied dazu umfasst Bewegungsqualität unter anderem den Bewegungsfluss, die Dynamik sowie Rhythmus und Bewegungsharmonie. Dabei handelt es sich um Qualitäten, die während der Bewegung subjektiv spürbar sind. Um die Quantität und die Qualität einer Bewegung einwandfrei beurteilen zu können, benötigt der Therapeut zunächst theoretisches Wissen: Welche Quantität und Qualität sind bei einem Gelenk oder Gewebe im unverletzten Zustand zu erwarten? Zusätzlich sind jedoch auch reiche praktische Erfahrung und Fingerspitzengefühl erforderlich.

In der Regel verhält sich ein gesundes Gelenk oder Gewebe immer gleich: Es besitzt innerhalb seines Bewegungsausmaßes eine kleinere oder größere „neutrale Zone". Am Ende des Bewegungsausschlags besteht ein „physiologischer Raum", dem sich ein „paraphysiologischer Raum" anschließt (Abb. 4.1).

Die „neutrale Zone" liegt gewöhnlich in der Mitte des Bewegungsausmaßes und zeichnet sich durch einen sehr geringen Widerstandsanstieg aus. Beim zweiten deutlichen Bindegewebswiderstand beginnt der „physiologische Raum". Der Therapeut mobilisiert das Gewebe passiv mehr oder weniger weit in diesen Bereich – je nach Intensität der manuellen Gradeinteilung (Dosierung) und der aktuell herrschenden Wundheilungsphase. Der „paraphysiologische Raum" ist nur durch eine Impulsmobilisation (Manipulation) zu erreichen. Die anatomische Barriere ist posttraumatisch oder postoperativ nach vorne versetzt. Grund dafür ist der Kollagentyp III, der in der Proliferationsphase vorherrscht. Er ist für die Integrität der verletzten Struktur verantwortlich und bewirkt, dass sich rasch wasserlösliche Crosslinks bilden. Der provisorische Kollagentyp III hält mechanischen Scher- und Beschleunigungskräften nur schlecht stand. Vor allem in

T. Koller et al., *Manuelle Narbentherapie bei tiefdermalen Defekten nach Verbrennungen*, essentials, https://doi.org/10.1007/978-3-658-28890-7_4

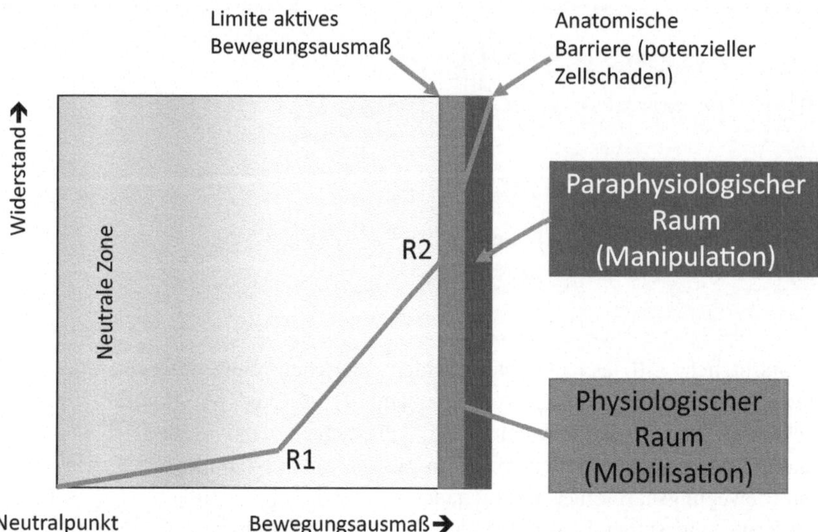

Abb. 4.1 Widerstand in Abhängigkeit des Bewegungsausmaßes bei Gelenken und Bindegewebe (physiologisch). R1 stellt den ersten markanten Anstieg des Bindegewebswiderstands dar, R2 den zweiten markanten Anstieg des Bindegewebswiderstands (vgl. Maitland 2008). (Quelle: eigene Darstellung)

der Proliferationsphase ist daher schnell eine Überdosierung möglich. Mikrotraumatische Verletzungen lösen jeweils neue Entzündungsphasen aus, was zu einer erhöhten Restriktion des Gewebes führen kann und somit in Bewegungseinschränkung resultiert.

Wichtig!

- Im Vergleich mit gesunder Haut tritt der erste markante Anstieg des Bindegewebswiderstands im Gebiet einer spontan verheilten Verbrennungsnarbe oder in einer Zone mit operativer Deckung in der Regel sehr viel schneller auf.
- Auch der Abstand zwischen dem ersten und dem zweiten markanten Anstieg des Bindegewebswiderstands ist zumeist erheblich kürzer als bei physiologischer Haut.

- Der zweite markante Anstieg des Bindegewebswiderstands fühlt sich hart, steif und hölzern an. Das Ziel besteht darin, mit therapeutischen Maßnahmen Schritt für Schritt den Abstand zwischen dem ersten und dem zweiten markanten Anstieg des Bindegewebswiderstands wieder zu vergrößern und somit dem Bindegewebe seine Funktion zurückzugeben.

Dosierung

5

Die bisher erläuterten Fakten lassen leider keinen klaren Schluss bezüglich der richtigen Dosierung zu. Setzt man jedoch die einzelnen Puzzleteile zusammen, ist es möglich, sich dem Bereich adäquater und funktioneller Dosierung anzunähern.

Es ist anzunehmen, dass ein großer Unterschied zwischen der Applikation einer hohen und einer niedrigen Dosierung besteht. Diese Überlegung bezieht sich auf die aktive Phase einer Narbe und auf ihren noch nicht ausgereiften Zustand. Deshalb sind Amplitude, Dauer und Frequenz wichtige Parameter, die im Zusammenhang mit den Wundheilungsphasen berücksichtigt werden sollten (Bouffard et al. 2008, S. 389–395).

5.1 Amplitude

Amplitude ist definiert als größter Ausschlag einer Schwingung oder eines Pendels aus der Mittellage bzw. als Schwingungsweite. Ist der mechanische Reiz (die Amplitude) zu stark, wird die Reaktion des Zellkerns weit weniger steuerbar. Es kann schnell zu einer Überreaktion der Zelle kommen. Durch den persistierenden Entzündungszustand ist die Zelle empfindlicher. Dies führt zu der Hypothese, dass Reize, die für die physiologische Haut unbedenklich sind, bei Narben bereits eine Überdosierung darstellen können (vgl. Moortgat 2017).

Da mechanotransduktorische Zellantworten schon durch minimalste Kräfte (bis 0.00058 N) eingeleitet werden, erfolgt eine funktionelle Ausrichtung bereits bei sehr sanften manualtherapeutischen Interventionen. Die empirisch bekannten markanten Anstiege des Bindegewebswiderstands R1 und R2 liegen

T. Koller et al., *Manuelle Narbentherapie bei tiefdermalen Defekten nach Verbrennungen*, essentials, https://doi.org/10.1007/978-3-658-28890-7_5

im Rückenbereich bei 1–2 N für R1 und bei 2–4 N für R2 (vgl. Koller 2018, 2019a). Somit ist anzunehmen, dass manuelle Interventionen im Bereich von R1 wahrscheinlich bereits einen ausreichend adäquaten Reiz für das Narbengewebe darstellen, damit eine mechanotransduktorische Antwort der Zelle und somit eine funktionelle Ausrichtung der extrazellulären Matrix entsteht.

In der Proliferationsphase scheint R1 ein wichtiger Anhaltspunkt für eine wundheilungs-adaptierte Dosierung zu sein. In der Remodulierungsphase ist eine Dosierung bis zu R2 möglich.

Mehrjährige klinische Erfahrungen mit schwerstbrandverletzten Patienten zeigen, dass manuelle Narbentechniken in der Proliferationsphase nur bis zum ersten Anstieg des Bindegewebswiderstands erfolgen sollten. Denn das Gewebe ist deutlich weniger belastbar als vergleichbares Bindegewebe in derselben Wundheilungsphase (Koller 2019a, S. 40–46). Aufgrund der verzögerten Wundheilung weisen Verbrennungsnarben oft eine stark verlängerte Proliferationsphase auf. Dadurch wird der Übergang von R1 zu R2 empirisch als fließend erlebt.

Koller (2018, 2019a) führte eine Pilotstudie bezüglich der Interraterreliabilität zur Bestimmung von R1 und R2 durch. Die Resultate waren vielversprechend. Therapeuten scheinen in der Lage zu sein, den ersten markanten Anstieg des Bindegewebswiderstands mit einer moderaten Interraterreliabilität ($ICC_2 = 0.67$) und den zweiten markanten Bindegewebswiderstandsanstieg mit einer guten Interratereliabilität ($ICC_2 = 0.80$) zu erkennen. Bezüglich der direkten und indirekten Schmerzleitung ist davon auszugehen, dass die C-Faseraktivität zunehmend beim zweiten markanten Anstieg des Bindegewebswiderstands (R2) einsetzt und dass bis R2 hauptsächlich die Aδ-Faser als „Warnsignal" vor einer Zellschädigung aktiv ist.

In Abb. 5.1 ist die spezifische Dosierung bei tiefdermalen Defekten dargestellt. Die Dosierung ist deutlich niedriger aufgrund der verlängerten Wundheilungsphase, die mit dieser Verletzungsart einhergeht.

Abb. 5.2 zeigt die wundheilungsphasenadaptierte Dosierung in der manuellen Therapie bei allgemeinen Verletzungen und Operationen mit normaler gewebespezifischer Wundheilung.

5.2 Frequenz

Die Frequenz (Häufigkeit) beschreibt, wie schnell innerhalb eines periodischen Vorgangs Wiederholungen während einer Sekunde aufeinander folgen. Die Einheit der Frequenz ist Hertz (Hz).

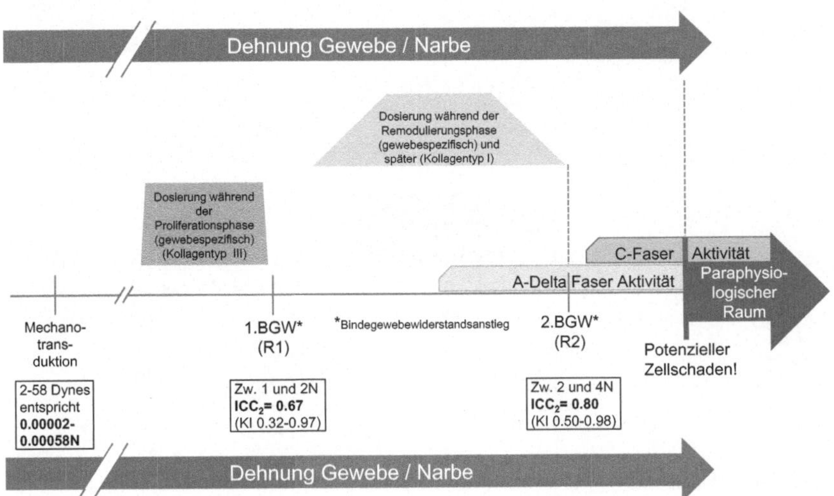

Abb. 5.1 Zusammenfassende Darstellung der wundheilungsphasenadaptierten und gewebespezifischen Dosierung in der manuellen Therapie bei Verbrennungsnarben. (Quelle: eigene Darstellung)

Balestrini und Biliar (2006) fanden heraus, dass ein zyklischer Dehnreiz mit 0.2 Hz und moderater Amplitude die Fibroblasten zur Produktion einer widerstandsfähigeren Matrix anregt. Die Gewebedichte nimmt zu und es erfolgt eine Reorganisation der Fasern. Histologisch war eine fulminante Abnahme der Dicke („thickness") feststellbar. Das Gewebe war nach diesem Reiz dünner, dichter und besser organisiert.

Carano et al. (1996) wiesen mit einer zyklischen Dehnung auf Fibroblasten eine um 200 % erhöhte Kollagenaseproduktion im Vergleich zu statischer Dehnung nach.

Klinisch empfehlenswert wäre somit eine leichte Dehnung, abgestimmt auf die jeweilige Wundheilungsphase und mit intermittierender Oszillation (0.2 Hz) am Ende der jeweiligen Amplitude. Diese Annahmen korrelieren mit der empirischen und klinischen Erfahrung, sind jedoch bisher in der Forschung am Menschen nicht nachgewiesen.

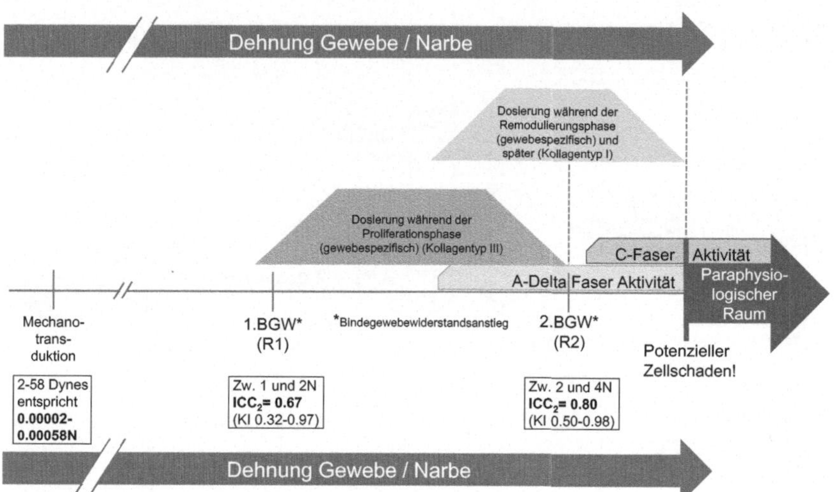

Abb. 5.2 Zusammenfassende Darstellung der wundheilungsphasenadaptierten und gewebespezifischen Dosierung in der manuellen Therapie bei verletztem Gewebe (posttraumatisch/postoperativ). (Quelle: eigene Darstellung)

5.3 Dauer

Wie lange soll ein Reiz appliziert werden? So lautet eine weitere Grundsatzfrage in Bezug auf die Dosierung. Obwohl Schienen und andere Dehntechniken weit verbreitet sind, liegen hierzu in der Literatur keine Untersuchungsergebnisse am Menschen vor. Als Grundlage für klinische Überlegungen und empirische Erfahrungswerte können lediglich Effekte aus Tierstudien dienen.

Bouffard et al. konnten bereits mit einer täglichen zehnminütigen Dehnung und moderater Amplitude (20 % Dehnung) gute Resultate nachweisen (reduziertes TFG-Beta 1) (Bouffard et al. 2008). Erfahrungen in der Praxis zeigen jedoch, dass Schienenapplikationen über mehrere Stunden ebenfalls positive Effekte erbringen.

Carano et al. (1996) forschten an Zellkulturen künstlicher Ligamente. Sie fanden heraus, dass eine fünfminütige Applikationszeit in Bezug auf die Wundheilung einer zuvor gesetzten Läsion am wirksamsten war.

Empirisch lassen sich gute Resultate erzielen mit Applikationszeiten von mindestens einer Minute pro Lokalisation, drei- bis fünfmal Mal pro Therapieeinheit. In der Regel sind ein bis zwei Therapieeinheiten pro Tag im klinischen Setting realistisch.

▶ **Wichtig!**

- Dosierungsempfehlungen
  - in der *Proliferationsphase:* im Bereich des ersten markanten Bindegewebswiderstandsanstiegs (Amplitude).
  - in der *Remodulierungsphase* zunehmend bis zum zweiten markanten Bindegewebswiderstandsanstieg (Amplitude).
- Applikationsdauer in der Regel eine Minute pro Lokalisation, drei bis fünf Mal pro Therapieeinheit ergänzend mit oszillierender Frequenz von 0.2 Hz am Ende der jeweiligen Amplitude.

Nicht-invasive Behandlungsmöglichkeiten

6

Die Narbenreifung bei grossflächigen tiefdermalen Verletzungen hat einen negativen Einfluss auf die Funktion. Die physiologische Wundkontraktur führt zu Spannungserhöhung im Gewebe und die Beweglichkeit nimmt ab. Therapeuten versuchen, diesen negativen Einflüssen so gut wie möglich entgegenzuwirken, um ein optimales funktionelles Resultat zu erreichen. Die folgenden Therapiemöglichkeiten basieren auf der mechanotransduktorischen Wirkungsweise (vgl. *essential* Band I). Sie gelten als wirksam und zielführend in Bezug auf das Wiedererlangen der Funktion:

- Manuelle Narbentherapie (vgl. Kap. 7)
- Kompression
- Silikon
- Schienen
- Tape (Kinesio®)
- Stoßwellentherapie
- Vakuummassage.

Auf die Stoßwellentherapie (vgl. Cho et al. 2016; Fioramonti et al. 2012) und die Vakuummassage (vgl. Meirte 2016; Moortgat 2016) wird in diesem Essentials nicht eingegangen. Weitere aus der Literatur bekannte Therapieinterventionen wie Narbenpflege, Entstörungen, Mediantherapie oder Camouflage sind hier ebenfalls nicht thematisiert.

In der manuellen Narbentherapie hängt die Wahl der Technik und der Dosierung von der Wundheilungsphase des jeweiligen Narbenabschnitts ab. Je aktiver eine Narbe ist, desto weniger stark darf sie belastet werden (Proliferationsphase → Kollagentyp III, Remodulierungsphase → Kollagentyp I).

Um einer pathologischen Narbenbildung entgegenzuwirken, sind grundsätzlich folgende Faktoren zu beachten:

T. Koller et al., *Manuelle Narbentherapie bei tiefdermalen Defekten nach Verbrennungen,* essentials, https://doi.org/10.1007/978-3-658-28890-7_6

- Durchblutungssteigerung vermeiden
- Mechanische Kräfteeinwirkung in angepasster Dosierung
- Allgemeine Spannungsreduktion des Gewebes
- Überbelastungen durch alltägliche Aktivitäten vorbeugen.

Gleiten auf der Haut führt zu vermehrten Scherkräften. Zu starke mechanische Kräfte von außen können eine pathologische Wundheilung zur Folge haben (Penn et al. 2012, S. 18–28). Die Spannung lässt sich durch manuelle Techniken, Kompression und Silikon positiv beeinflussen. Ein Verhalten, das der Wundheilung entspricht, ist im Alltag ebenfalls zentral.

6.1 Kompression

Im klinischen Alltag gilt die textile Kompressionstherapie als Standard zur Prophylaxe und Therapie hypertropher Narben. Es ist jedoch noch nicht abschließend geklärt, auf welchen humoralen, zellulären oder mechanischen Prozessen die Wirkung der Kompressionstherapie beruht (vgl. Lehnhardt et al. 2016). Die Ergebnisse der systematischen Überprüfung und Metaanalyse von Ai et al. (2017) zeigen, dass Patienten mit hypertropher Narbenbildung, die eine Drucktherapie erhielten, signifikante Verbesserungen in Bezug auf die Rötung, Pigmentierung, Dicke und Härte der Narbe zeigten. Zudem ist bekannt, dass die Anwendung von Druck den Juckreiz und die Schmerzen bei aktiven hypertrophen Narben lindert (vgl. Ai et al. 2017).

Kontinuierlicher Druck auf eine aktive Narbe führt dazu, dass sich zahlreiche kleine Gefäße ischämisch verschließen. Ischämie führt zu vermehrter Apoptose der Myofibroblasten während der Narbenreifung und bewirkt eine Reorganisation der extrazellurären Matrix (vgl. Tomasek 2002). Durch kompressionsbedingte Hypoxie verschiebt sich die Kollagensynthese Richtung Katabolismus (vgl. Sergiou et al. 2007). Dies führt möglicherweise zum Absterben vorhandener Kollagenfasern und somit zu einer geringeren Dichte der Narbenstruktur. Gleichzeitig kann durch die neue Reizgebung (mechanische Kompression) die erneute Kollagensynthese funktioneller erfolgen. Dies resultiert in einem qualitativ besseren und funktionell belastbareren Narbengewebe (vgl. Lehnhardt et al. 2016).

Bei tief zweitgradigen und drittgradigen Verbrennungen sowie sonstigen zur Hypertrophie neigenden Narben erhalten Patienten maßgefertigte Kompressionsbekleidung (vgl. Künzi 2003). Es ist empfehlenswert, die Kompressionsbekleidung konsequent Tag und Nacht bis zum Ende der Narbenreifung zu tragen, um eine möglichst ästhetische Narbenreifung mit geringen funktionellen Einschränkungen zu erzielen. Eine kurze Unterbrechung der Kompressionstherapie ist nötig, um die Kompressionsbekleidung zu wechseln, die Körperhygiene durchzuführen und die Narbe zu pflegen (vgl. Lehnhardt 2016).

Die Dauer der Kompressionstherapie ist von verschiedenen Faktoren abhängig:

- Schweregrad der Narben (Verbrennungstiefe)
- Lokalisation und Ausdehnung der Narben
- Individuell unterschiedliche Heilungsreaktion
- Therapiebereitschaft, Geduld des Patienten und der Angehörigen.

Erfahrungswerte zeigen einen Zeitraum von mindestens acht bis 24 Monaten (vgl. Lehnhardt 2016).

Das folgende literaturgestützte „Drei-Phasen-Modell" der Kompression hat sich in den letzten Jahren im Universitätsspital Zürich und in der Rehaklinik Bellikon etabliert. Zum Einsatz kommen flachgestrickte Produkte der Schweizer Firma TTK. Die Bezeichnungen „comfort" und „strong" beziehen sich hierbei auf Produktnamen dieser Firma.

Phase 1: Frühphase
Patienten erhalten operative Eingriffe im Akutspital. Dadurch schwanken die Volumina oft stark und mitunter nässen die Wundarale noch.

Teure maßgefertigte Kompressionsartikel wären in dieser Phase nicht sinnvoll. Mit Schlauchbandagen (z. B. Eesiban®) und selbstadhäsiven Verbänden (z. B. CobanTM®) kann jedoch frühzeitig im Heilungsverlauf ein Übergang vom klassischen Wundverband zur Frühkompression (10–14 mmHg) stattfinden. Gleichzeitig lässt sich die Frühkompression durch Konfektionsware sinnvoll ergänzen. Dies verbessert auch die Therapieadhärenz.

Phase 2: Kompression nach Maß („comfort"; Viskose/Elastan)
In dieser Phase ist die Wundheilung größtenteils abgeschlossen. Bei Patienten mit großflächigen Wunden erfolgt meistens die Verlegung in eine Rehabilitationsklinik. Personen mit geringeren Verletzungen erhalten bereits eine ambulante Nachbehandlung. Nun beginnt die Kompressionsversorgung nach Maß mit weichem, angenehmem Material der Kompressionsklasse II.

Je nach Wundheilung ist auch ein sukzessiver Beginn möglich. Bei Körperregionen mit noch nässenden Wunden finden weiterhin Materialien aus der Frühphase Verwendung. In abgeheilten Regionen kommen maßgefertigte Produkte zum Einsatz.

Phase 3: Kompression nach Maß („strong"; Polyamid/Elastan)
Ist die Wundheilung abgeschlossen, wird das Narbengewebe belastbarer und die Druckempfindlichkeit nimmt ab. Der Patient ist wieder aktiv und im Alltag größtenteils selbstständig. Eine weitere individuelle Versorgung mit belastbarerem Material ist anzustreben.

Physiologisch abgeheilte Narben erfordern nicht zwingend eine Kompression. Ist der Patient in Therapieentscheidungen einbezogen, verbessert dies seine Adhärenz. Er ist dann eher in der Lage, die Kompression 23h/24h zu tolerieren. Dies ist ein entscheidender Faktor für den Erfolg der Kompressionstherapie (vgl. Meier 2016). Falls zusätzlich zur Narbenproblematik eine Lymphinsuffizienz besteht, ist gegebenenfalls eine Versorgung mit Artikeln der Kompressionsklasse III anzustreben.

Maßgefertigte Artikel sollten aus Materialien mit angenehmen Tragegefühl und guter Haptik bestehen. Bei Kompressionsmaterialien, die hart bzw. steif sind oder gar kratzen, besteht geringe Akzeptanz.

Erfahrungsgemäß sollte Kompressionsbekleidung folgenden Anforderungen entsprechen (vgl. Lehnhardt et al. 2016):

- Exakte Abbildung des Hautprofils ohne einschneidende Faltenbildung (Gefahr von Druckstellen)
- Gleichförmige Kompression mit möglichst geringer funktioneller Behinderung
- Wenige Nähte, flach, flexibel
- Nähte sollten nicht direkt über den Gelenken liegen
- Gute Hautverträglichkeit
- Strapazierfähig, atmungsaktiv und pflegeleicht.

Farbiges Material kann die Akzeptanz fördern. Zu beachten ist jedoch, dass gefärbte Materialen durch höhere Pigmentierung des Stoffes häufig eine härtere Haptik aufweisen.

Die verschiedenen Kompressionsklassen (RAL-Standard) weisen folgende Druckverhältnisse auf (vgl. Scheer 2017):

- Kompressionsklasse I: mäßige Kompression (18,0 bis 21,0 mmHg)
- Kompressionsklasse II: mittelkräftige Kompression (23,0 bis 32,0 mmHg)
- Kompressionsklasse III: kräftige Kompression (34,0 bis 46,0 mmHg).

Die Maßeinheit [mmHg; Millimeter Quecksilbersäule] dient zur Angabe des statischen Drucks. Messinstrumente für die Kompressionstherapie bietet die Firma TT meditrade (Dänemark) an, beispielsweise Kikuhime®.

6.2 Silikon

Seit 1981 findet Silikon bei der Behandlung tiefdermaler Defekte Verwendung. Es zählt heute zu den häufigsten Verfahren der Narbenbehandlung, obwohl bisher nur eine schwache Evidenz für diese Therapieform zur Behandlung bereits bestehender Narben oder zur Prophylaxe vorliegt. Die Wirkung beruht auf einer verstärkten Hydratation des Narbengewebes, hervorgerufen durch Silikongel als wasserundurchlässige Membran. Diese Wirkungsweise entspricht einer Okklusion.

Zusätzlich kommt es hierbei vermutlich zu verminderter Durchblutung bzw. Angiogenese und somit zu einer reduzierten Kollagensynthese (vgl. Flak 2010).

Speziell bei Verbrennungsnarben bietet Silikon einen entscheidenden Vorteil: Es reduziert die mechanischen Scherkräfte gegenüber der „Außenwelt" und verhindert so direkte Reibung auf der Narbenoberfläche. Hierzu liegt jedoch noch keine endgültige Evidenz vor.

Wann sollte Silikon in der Narbentherapie zum Einsatz kommen? Folgende Anwendungsformen haben sich in der Praxis bewährt:

Silikonpflaster:

- Bei überhöhter mechanischer Spannung an der Gewebe- oder Narbenoberfläche
- Bei Hypertrophie und überschießender Keloidbildung
- Bei starkem Juckreiz (v. a. wegen der Hydrationseigenschaften).

Silikonpelotten nach Maß:

- Bei Hinterschneidungen (Vertiefungen/Einbuchtungen im Gewebe)
- Bei anatomisch komplexer Formgebung
- Bei umfangreichen Vertiefungen und Unebenheiten.

Silikon im Gesichtsbereich:

- Immer in Kombination mit Hartschalenmasken oder -teilmasken
- Bei kleinen Flächen findet Silikongel Verwendung.

Um die Haut/Narbe und die Silikonauflage zwischenzeitlich zu reinigen bzw. zu belüften, sind tägliche Applikationspausen von maximal einer Stunde einzuhalten. Das Silikongel wird zweimal täglich auf die zu behandelnden Läsionen aufgetragen.

Der Vorteil dieser Therapieoption ist die einfache Anwendung. Nur selten treten Nebenwirkungen wie Follikulitiden, Erosionen oder Juckreiz auf. Silikongel findet häufig auch Anwendung in Kombination mit anderen Verfahren oder bei der postoperativen Narbenprophylaxe. Es hat gegenüber Silikongelfolien den zusätzlichen Vorteil, dass es auch an gut sichtbaren Körperstellen und über Gelenken zum Einsatz kommen kann. Zudem lassen sich über das Gel auch Sonnenschutzpräparate oder Kosmetika auftragen. Die Nebenwirkung der Mazeration, die bei längerem Tragen der Folien häufig zu beobachten ist, lässt sich durch Silikongel ebenfalls vermeiden. Silikon jeder Art darf nicht auf offenen Wunden zur Anwendung kommen. Das Nicht-Einhalten der täglichen Hygienemaßnahmen (in der Applikationspause) kann erfahrungsgemäß zu Hautirritationen führen.

6.3 Schienen

Ein großer Vorteil von spezifischen, individuell angefertigten Schienen ist die Anwendungsdauer. Schienenapplikationen (mehrmals am Tag ergänzend zur Therapie) ermöglichen, einen funktionell adäquaten Reiz zu setzen. Eine Schiene optimal anzupassen stellt zu Beginn der Rehabilitation oft eine große Herausforderung dar und ist ressourcenaufwändig. Durch Volumenschwankungen infolge unterschiedlicher Applikationstechniken der Verbände sind potenzielle Druckstellen eine ständige Gefahr, weswegen Schienen regelmäßig überprüft und angepasst werden müssen. Schienen eignen sich optimal für die Hand, die Handgelenke, den Ellenbogen, das OSG und den Mund. Die Dosierung (Tragedauer, Stellung, Bewegungsausmaß bei dynamischen Schienen) ist an die jeweilige Wundheilungsphase zu adaptieren.

6.4 Tape

Mit einem normalen Kinesiotape lassen sich Narben, Wunden oder Areale, die zu starker mechanischer Spannung ausgesetzt sind, entlasten. Dies setzt die Möglichkeit voraus, das Tape auf physiologische Haut oder bereits sehr stabile Narbenhaut aufkleben zu können. Bei empfindlicher Haut sind Hautschutz- bzw. Ablösesprays empfehlenswert.

Die Länge des Tapes sollte dem zu entlastenden Areal entsprechen. Der Therapeut schneidet das Tape längs und mittig ein, fixiert den ersten „Anker“ auf dem Gewebe und klebt die beiden Schenkel des Tapes „narbenumgebend” an.

Dabei sollte sich möglichst viel Narbengewebe zwischen beiden Tape-Schenkeln befinden. Dies führt zu einer sichtbaren und spürbaren mechanischen Spannungsentlastung.

Das Tape darf maximal fünf Tage auf der Haut bleiben. Die weitere Applikation sollte erst nach einem Tag Pause erfolgen. Bei Patienten mit Verbrennungsnarben scheint eine Tragedauer von drei Tagen optimal zu sein.

Manuelle Narbentherapie 7

Die manuelle Narbentherapie ist in der Literatur nicht klar definiert. Begriffe wie „Narbenmassage“ oder „Soft Tissue Techniques“ kommen ebenfalls vor. Die im Folgenden beschriebenen manuellen Narbentechniken gehören zu den „Soft Tissue Techniques“ und sind sanfter, spezifischer und besser dosierbar.

Grundsätzlich ist das anamnestische Vorgehen identisch wie bei Patienten mit physio- oder ergotherapeutischer Indikationsstellung. Die Befundung umfasst lediglich einige zusätzliche Fragen und Untersuchungen zum Hautgewebe.

7.1 Befundaufnahme

Anamnese: Zusätzliche narbenspezifische Fragen

- Juckreiz erfragen: Wie oft? Zu welcher Tageszeit? Wo? Intensität? Copingstrategien?
- Schmerzende Narben? Ziehende Narben?
- Narbenareale, Narbenstränge, Wunden?
- Welche Narben/Narbenstränge schränken welche Funktion am meisten ein?
- Welche Narben/Narbenstränge stören ästhetisch am meisten?
- Ist Kompressionsbekleidung vorhanden? Wird sie angewendet?
- Sind Hilfsmittel vorhanden, z. B. Schienen?
- Welche Anwendungsfrequenz- bzw. -dauer bestehen?
- Sind Verträglichkeit und Nützlichkeit gewährleistet? Gibt es Probleme?
- Sind weitere Hilfsmittel notwendig?

T. Koller et al., *Manuelle Narbentherapie bei tiefdermalen Defekten nach Verbrennungen,* essentials, https://doi.org/10.1007/978-3-658-28890-7_7

Objektive Befundung: Zusätzliche Untersuchungen bei Narben

- *Inspektion* der Narben: Der Patient ist zwingend entkleidet, damit hypertrophe Stellen, Narbenstränge, offenen Wunden etc. erkennbar sind.
- Beurteilungskriterien: Farbe, Relief, offene Stellen, mechanisch stark belastete Stellen, Narbenstränge.
- *Allgemeines aktives Bewegungsausmaß:* Beurteilung bezüglich der Aktivitätsebene unter funktionellen Aspekten.
- *Kompensationsstrategien erkennen:* „Hand zu Mund", „Oberkörper nach vorne neigen", „Körperlängsachse neutral im Sitz und im Stand einstellen", „Ankleiden", „Greifen", „Gehen", „Treppe" etc.
- *Passives Bewegungsausmaß:* Durch welche Struktur ist die Bewegung limitiert? Wo im Gewebe entstehen mechanische Spannungen? Wo befindet sich der erste bzw. der zweite markante Bindegewebswiderstandsanstieg?

7.2 Spezifische Tests nach Jaudoin

Grundsätzlich sollten Patienten bei allen spezifischen Tests und bei der manuellen Narbenbehandlung nicht frisch eingecremt sein. Die Hand des Therapeuten rutscht sonst über die Haut. Dadurch ist weder eine spezifische Befundung noch eine Behandlung möglich. Zusätzlich stellt das Einwirken von Scherkräften in allen Wundheilungsphasen eine Kontraindikation für großflächiges Narbengewebe dar.

Capillary Refill Test (CRT)
Der Capillary Refill Test ermöglicht, die Wundheilungsphase zu ermitteln, in der sich die Narbe momentan befindet. Dies ist ausschlaggebend für die spätere Dosierung der Techniken (Kollagentyp III oder I). Entzündungsmechanismen führen zu einer Vergrößerung der Kapillaren in der Peripherie. Die für die Revaskularisierung nötige Zeit ist umgekehrt proportional zu den entzündlichen Faktoren, die noch im Gewebe wirksam sind (vgl. Gavroy et al. 1995). Wissenschaftliche Evidenz zum Capillary Refill Test liegt noch nicht vor.

Ausführung: Etwa drei Sekunden Druck auf die Narbe ausüben, loslassen und die Zeit stoppen, bis sich die Farbe wieder komplett an die umliegende Gewebefarbe angepasst hat.

- Revaskularisation < 3 s
  - hoher Entzündungszustand des Gewebes
- Revaskularisation > 3 s
  - Entzündungsprozesse lassen nach.

Verschiebbarkeitstest
Mit dem Verschiebbarkeitstest lässt sich die Mobilität des Gewebes in verschiedene Richtungen erfassen (Abb. 7.1). Im physiologischen Gewebe besteht die größte Verschiebbarkeit zwischen Subkutis und Faszie (oder je nach Lokalisation gegenüber dem Periost) (vgl. Van den Berg 2011).

Ausführung: Die Hand flächig auf das Gewebe auflegen und gut „einsinken" lassen.

Dann langsam das Gewebe in jede Richtung bis zum ersten bzw. zweiten markanten Bindegewebswiderstandsanstieg verschieben. Der Therapeut dokumentiert die eingeschränkten Richtungen in Drittel-Schritten:

- Frei beweglich
- 1/3 eingeschränkt = leichte Einschränkung
- 2/3 eingeschränkt = mittlere Einschränkung
- 3/3 eingeschränkt = keine Bewegung möglich.

Getestet wird die Verschiebbarkeit auf allen funktionell relevanten Narben in kranial-kaudaler und medial-lateraler Richtung. Dabei ist es wichtig, das Augenmerk auf den gesamten Narbenverlauf zu legen und alle Bereiche zu testen.

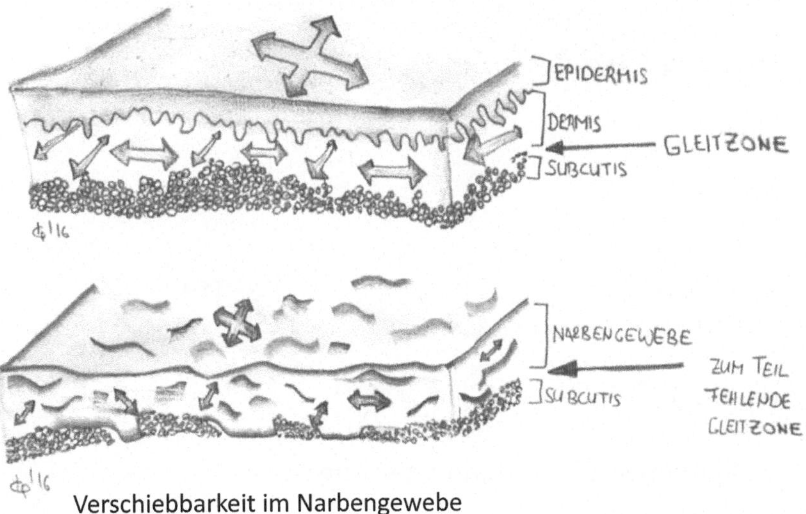

Abb. 7.1 Schematische Darstellung der Verschiebbarkeit im physiologischen Gewebe und im Narbengewebe (Graphik: T. Koller)

Beispiel: Narbenstrang in der Axilla. Das Gewebe am Thorax muss nach kranial verschiebbar sein. Dies ist die Grundvoraussetzung für eine adäquate Schulterfunktion.

Abhebbarkeitstest
Dieser Test erfasst einerseits die Verschiebbarkeit des Gewebes zueinander und die Dichte des Gewebes. Die Abnahme der Dichte kann mithilfe der Kompression durch kontrollierte Ischämie erfolgen (Apoptose der Myofibroblasten) (Tomasek et al. 2002, S. 2983–2990).

Ausführung: Daumen und Zeigefinger langsam ins Gewebe „einsinken" lassen. Um ein Kneifen zu verhindern, leitet der Therapeut eine Supinationsbewegung der Unterarme ein. Nun entsteht zwischen den Fingern eine Hautfalte, die es zu beurteilen gilt (Abb. 7.2). Um Objektivierbarkeit zu gewährleisten, misst der Therapeut die Annäherung des Daumens an den Zeigfinger [in cm]. Je nach Körperregion zu Beginn die Finger 1–3 cm voneinander entfernt ansetzen und den Abstand nach der Hautfaltenbildung erneut messen.

Abhebbarkeit im physiologischen Gewebe

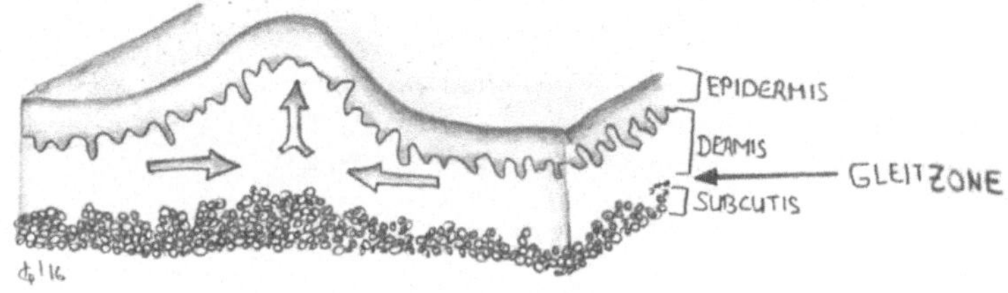

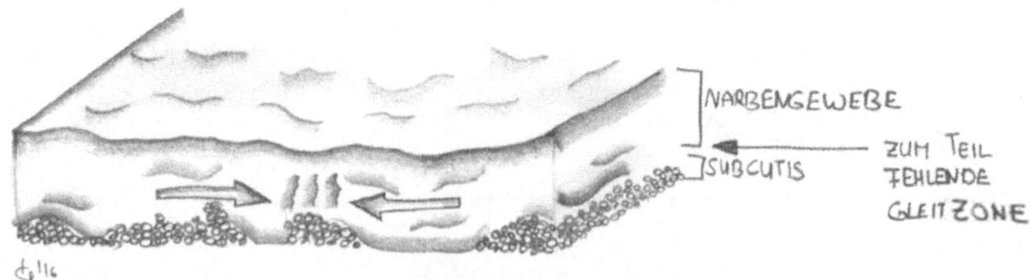

Abhebbarkeit im Narbengewebe

Abb. 7.2 Schematische Darstellung der Abhebbarkeit im physiologischen Gewebe und im Narbengewebe (Graphik: T. Koller)

Verlängerungstest
Dieser Test erfasst, wie weit Punkt A von Punkt B entfernt werden kann (Abb. 7.3). Der Therapeut testet jeweils *am Anfang* bzw. *am Ende* des Narbenstrangs sowie *auf* dem Narbenstrang. Zusätzlich misst er in Neutralstellung am Bewegungsende (durch den Narbenstrang limitiert). Zwischen den Händen darf sich nur Gewebe in der gleichen Wundheilungsphase befinden. Zwischen Punkt A und Punkt B dürfen keine offenen oder mechanisch fragilen Stellen liegen.

Ausführung: Mit beiden Händen ins Gewebe „einsinken" und dann die Hände bis zum ersten bzw. zweiten markanten Bindegewebswiderstandsanstieg voneinander entfernen. Bewährter Abstand: für Extremitäten und Thorax mindestens eine Handbreit, am Hals, im Gesicht und an den Fingern mindestens einen Fingerbreit.

Verlängerung des physiologischen Gewebes

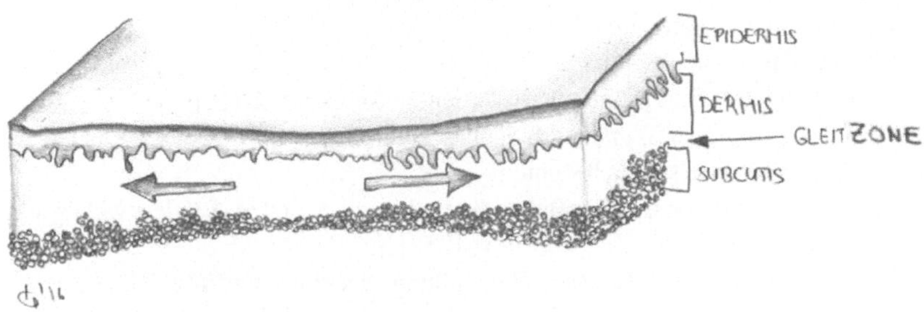

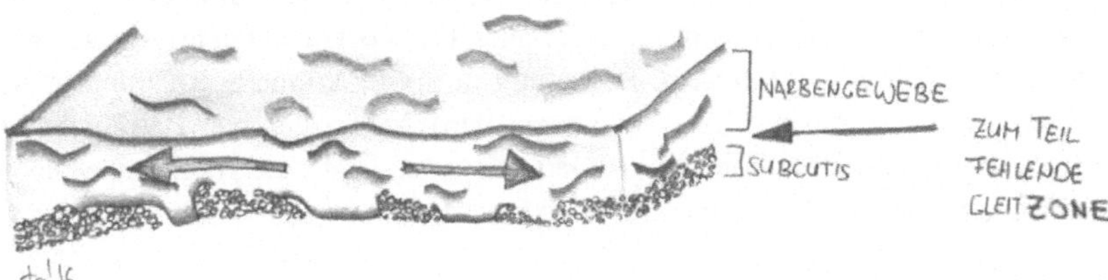

Verlängerung des Narbengewebes

Abb. 7.3 Schematische Darstellung der Verlängerung im physiologischen Gewebe und im Narbengewebe (Graphik: T. Koller)

Die Dokumentation ist wiederum in Dritteln möglich:

- Frei beweglich
- 1/3 eingeschränkt = leicht eingeschränkt
- 2/3 eingeschränkt = mittelgradig eingeschränkt
- 3/3 eingeschränkt = keine Bewegung möglich.

7.3 Behandlungstechniken

Die folgenden Behandlungstechniken haben die Therapeuten Godeau, Jaudoin und Guillot entwickelt (vgl. Gavroy 1995; Godeau 2005; Guillot 2010). Das hier beschriebene Vorgehen entspricht der aktuellen Evidenz (Koller 2017a).

Für alle Behandlungstechniken gilt:

- Kein Gleiten über die Haut (→ Reibung/Scherkräfte)
- Keine Cremes benutzen
- Offene Wunden aussparen
- Techniken sind nicht schmerzhaft, Patienten tolerieren Ziehen
- Dosierung: Je nach Wundheilungsphase den ersten und zweiten Anstieg des Bindegewebswiderstands beachten:
  In der Proliferationsphase: Behandlung bis zum ersten Bindegewebswiderstandsanstieg
  In der Remodulierungsphase: Behandlung bis zum zweiten Bindegewebswiderstands-anstieg (vgl. Kap. 4).

Verschiebetechnik: „Gleiten“ (ohne auf der Haut zu rutschen), Kontakt mit der Haut aufnehmen, „einsinken“, langsames Verschieben des Gewebes bis zum Widerstand (kann auch kreisförmig erfolgen). Gewebswiderstände wahrnehmen (Verklebungen) und anschließend Bewegung in die funktionelle Richtung intensivieren. Durch Aussparen bzw. Abgrenzen wird die fortgesetzte Bewegung im Gewebe verhindert. Der Therapeut fixiert mit einer Hand die fragile oder nicht betroffene Stelle, mit der anderen mobilisiert er die Narbe (Abb. 7.4).

Verschiebetechnik an den Wundrändern
Eine Hand fixiert das Narbengewebe, die andere Hand bewegt sanft kreisförmig das nicht betroffene Gewebe. Auf diese Weise versucht der Therapeut, den Wundrand zu beeinflussen. Die Ausführung kann auch umgekehrt erfolgen: nicht betroffenes Gewebe fixieren und das Narbengewebe sanft kreisen (Abb. 7.5).

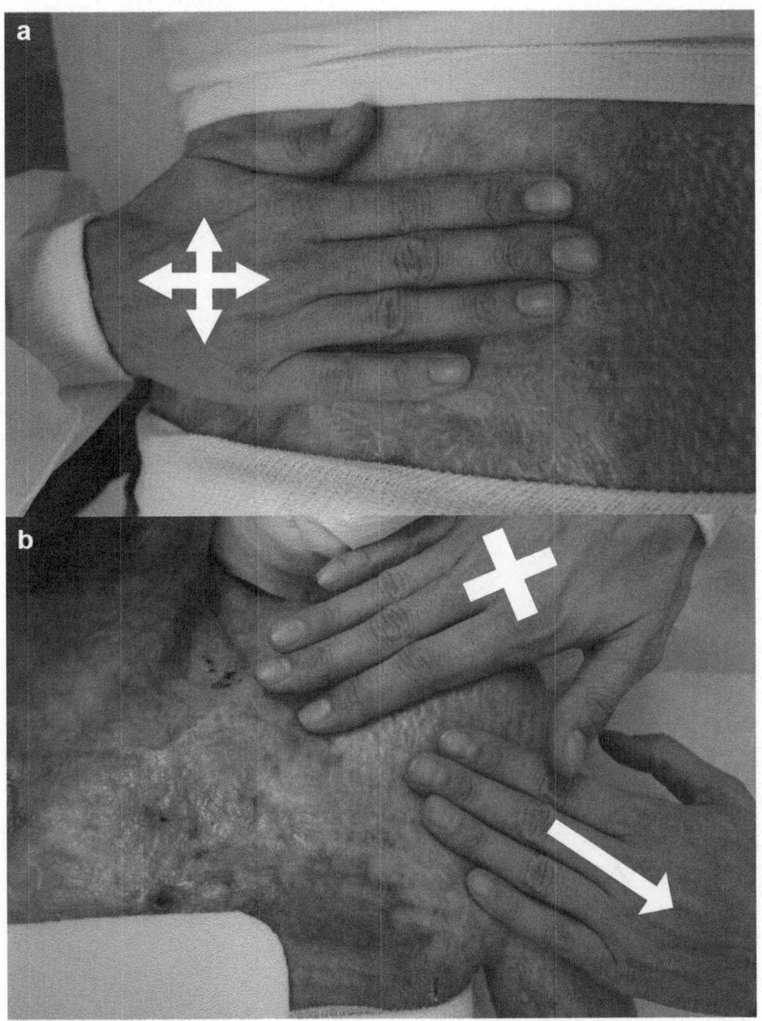

Abb. 7.4 Verschiebetechnik (a) und Verschiebetechnik mit Abstoppen (b). (Fotos: Rehaklinik Bellikon)

Abhebetechnik

Proliferationsphase: Mit Daumen und Zeigefinger sanft ins Gewebe „einsinken", über eine leichte Supination der Unterarme die Hautfalte abheben und halten (Abb. 7.6).

Ab der *Remodulierungsphase* kann die gehaltene Hautfalte noch sanft in sich bewegt werden (ohne über die Haut zu rutschen). Diese Technik kann auch direkt auf einem Narbenstrang erfolgen.

Verlängerungstechnik

Um eine Verlängerung des Gewebes zu erzielen, kommen im Bereich des Narbenstrangs sowie davor und danach Verlängerungstechniken zum Einsatz. Zwei Techniken lassen sich unterscheiden.

Die Zwei-Punkte-Technik eignet sich für plane und konvexe Narbenoberflächen (z. B. Thorax, Extremitäten, MCP-Gelenke, ventrales Knie etc.). Die Drei-Punkte-Technik kommt bei konkaven Narbenoberflächen zur Anwendung

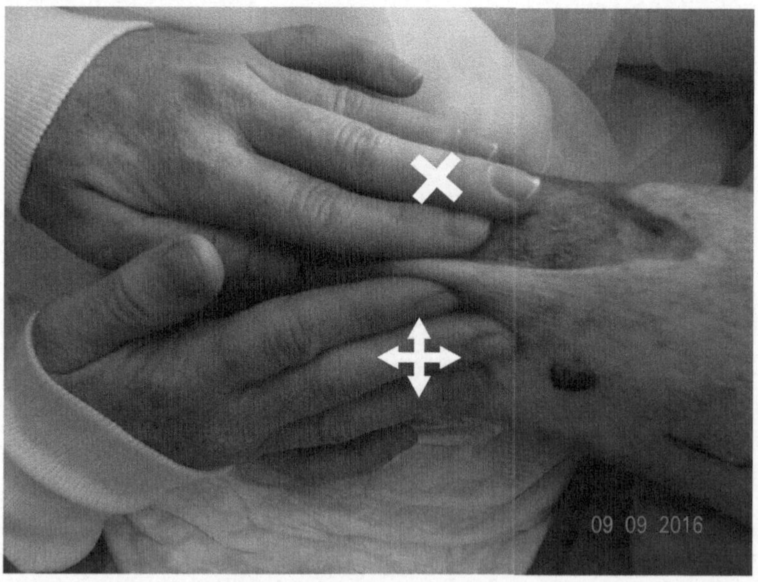

Abb. 7.5 Verschiebetechnik am Wundrand. Die obere Hand fixiert und die untere Hand bewegt. (Foto: Universitätsspital Zürich)

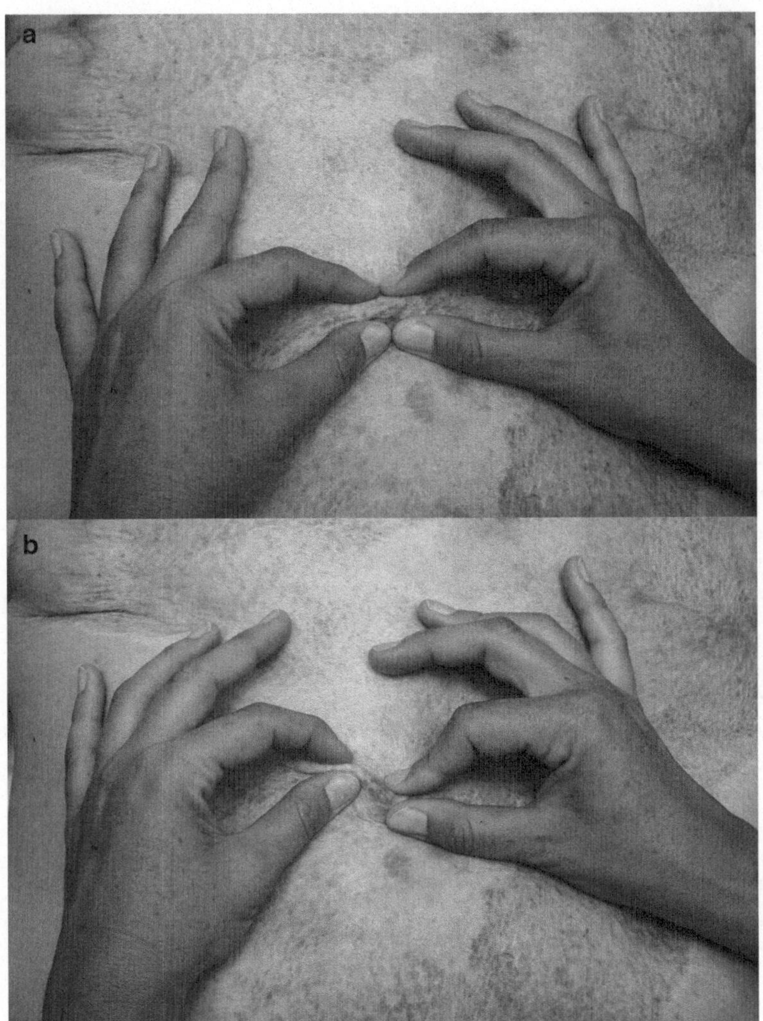

Abb. 7.6 Hautfalte bilden (a); in der Remodulierungsphase Hautfalte bilden und in sich bewegen (b). (Fotos: Universitätsspital Zürich)

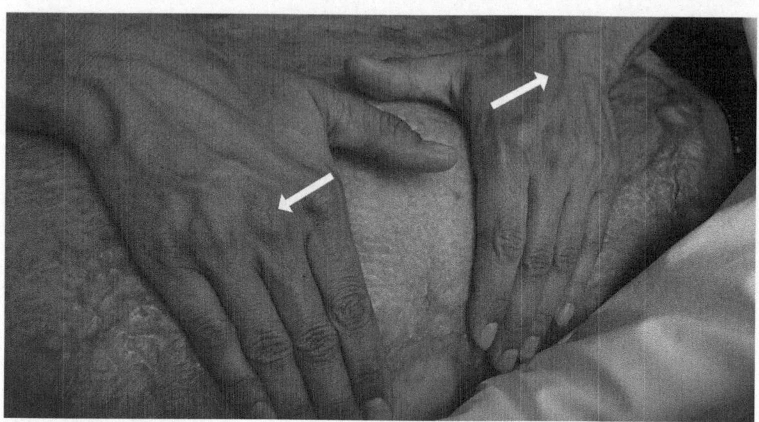

Abb. 7.7 Zwei-Punkte-Verlängerungstechnik bei konvexen Oberflächen. (Foto: Rehaklinik Bellikon)

(z. B. Axilla, Hals, Ellbogenbeuge, erste Kommissur etc.). Das Narbengewebe zwischen den Händen muss sich in derselben Wundheilungsphase befinden. Offene Stellen gilt es auszusparen.

Zwei-Punkte-Technik
Beide Hände auf das Gewebe auflegen, „einsinken", danach sanfter Zug nach außen (Punkt A entfernt sich von Punkt B) (Abb. 7.7).

Drei-Punkte Technik
Die Drei-Punkte-Technik ist grundsätzlich mit der Zwei-Punkte-Technik identisch.

Der Therapeut platziert die Hände so, dass er mit dem Zeigefinger zwischen Punkt A und B einen Fixpunkt (3. Punkt) legen kann. Dies verhindert das Abheben des unter Zug befindlichen Gewebes in der Konkavität (Abb. 7.8).

Wichtig!

- Ein spezifischer Narbenbefund geht den passenden Behandlungstechniken voraus. Das Ziel besteht darin, die aktuelle Wundheilungsphase, die Qualität der Narbe oder Narbenfläche, die potenziellen Einschränkungen und die allgemeine Mobilität zu ermitteln. Diese Informationen bilden die Grundlage der manuellen Narbentherapie und der individuellen therapeutischen Maßnahmen.

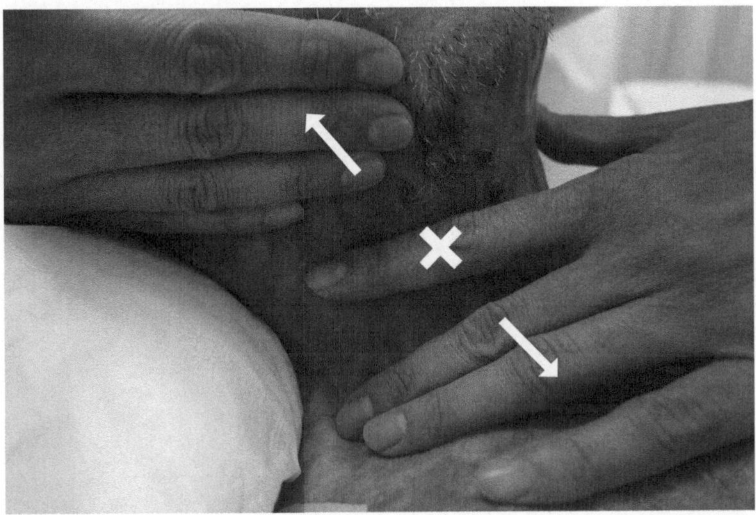

Abb. 7.8 Drei-Punkte-Verlängerungstechnik bei konkaven Oberflächen mit Fixpunkt in der Mitte. (Foto: Rehaklinik Bellikon)

- Der Start mit einer adäquat dosierten manuellen Narbentherapie zu Beginn der Proliferationsphase ist sehr wichtig. Dadurch wird die funktionelle Ausrichtung auf der Gewebeebene gewährleistet. Dies ist maßgeblich entscheidend für einen späteren möglichst guten Funktionserhalt.
- Die Behandlung großflächiger, tiefdermaler Narben benötigt viel Zeit und spezifisches Wissen über pathophysiologische Vorgänge bei der Wundheilung bzw. Narbenbildung.

Was Sie aus diesem *essential* mitnehmen können

- Physiologische Grundlagen funktioneller Reizgebung auf zellulärer Ebene
- Wundheilungsphasenadaptierte Dosierung
- Spezifische Befund- und Behandlungstechniken.

T. Koller et al., *Manuelle Narbentherapie bei tiefdermalen Defekten nach Verbrennungen,* essentials, https://doi.org/10.1007/978-3-658-28890-7

Literatur

Aarabi, S., Bhatt, K., Shi, Y., Paterno, J., Chang, E., Loh, S., Holmes, J., Longaker, M., Yee, H., & Gurtner, G. (2007). Mechanical load initiates hypertrophic scar formation through decreased cellular apoptosis. *The FASEB Journal, 21*(12), 3250–3261.

Ai, J., Liu, J., Pei, S., Sheng-Duo, P., Liu, Y., De-Sheng, L., Hong-Min, L., & Pei, B. (2017). The effectiveness of pressure therapy (15–25 mmHg) for hypertrophic burn scars: A systematic review and meta-analysis. *Scientific Reports, 7,* 40185.

Andalib, M., Dzenis, Y., Donahue, H., & Lim, J. (2016). Biomimetic substrate control of cellular mechanotransduction. *Biomaterials Research, 20,* 11. https://doi.org/10.1186/s40824-016-0059-1.

Balestrini, J., & Billiar, K. (2006). Equibiaxial cyclic stretch stimulates fibroblasts to rapidly remodel fibrin. *Journal of Biomechanics, 39*(16), 2983–2990.

Balestrini, J., & Biliar, K. (2009). Magnitude and duration of stretch modulate fibroblast remodeling. *Journal of Biomechanical Engineering, 131,* 051005–1. https://doi.org/10.1115/1.3049527.

Bouffard, N., Kenneth, R., Cutroneao, G., Badger, J., White, S., Buttoph, T., Ehrlich, H., Stevens-Tuttle, D., & Langevin, H. (2008). Tissue stretch devreases soluble TFG B1 and type-1 procollagen in mouse subcutaneous connective tissue: Evidence from ex vivo and in vivo models. *Journal of Cellular Physiology, 214*(2), 389–95.

Butler, D., Mosley, D., & Lorimer, G. (2009). *Schmerzen verstehen.* Berlin: Springer.

Carano, A., & Siciliani, G. (1996). Effects of continuous and in-termittent forces on human fibroblasts in vitro. *European Journal of Orthodontics, 18*(1), 19–26.

Cho, Y., Soo Young, J., Cui, H., Cho, S., Yim, H., & Cheong, H. (2016). Effect of extracorporeal shock wave therapy on scar pain in burn patients. A prospective, randomized, single-blind, placebo-controlled study. *Medicine, 95*(32), e4575.

Fioramonti, P., Cigna, E., Onesli, M., Fino, P., Fallico, N., & Scuderi, N. (2012). Extracorporeal shock wave therapy for the management of burn scars. *Dermatologic Surgery, 38,* 778–782. https://doi.org/10.1111/j.1524-4725.2012.02355.x.

Flak, E. (2010). Wirksamkeit einer neuen topischen Silikonzubereitung in einer verdickten Narbenentstehung und einer überschiessenden Narbenbildung bei Patienten mit frisch geschlossenen Verbrennungswunden. Dissertation, Ruhruniversität Bochum.

T. Koller et al., *Manuelle Narbentherapie bei tiefdermalen Defekten nach Verbrennungen,* essentials, https://doi.org/10.1007/978-3-658-28890-7

Gavroy, J., Poveda, K., Oversteyns, B., Plantier, W., Roug, D., Griffe, C., & Teot, L. (1995). Interet du test de viropression dans le suivi des cicatrices de brulures a partir de 50 observations. *Annals of the Mediterranean Burns Club, VIII,* 1.

Godeau, J. (2005). Massage dermo-épidermique sur séquelles cicatricielles de brûlures. *Kinésitherapie. La Revue, 5*(40), 37–39.

Guillot, M. (2010). *Principes généraux de rééducation fonctionnelle du brûlé Les brûlures* (S. 233–249). Paris: Elsevier-Masson.

Jaudoin, D., Mathieu, Y., Weber, S., Ponthus, C., Bruel, H., Petit, V., Chun, E., Gauthier, J., Galaup, F., Kints, A. (2010). Physiothérapie de la cicatrice après une brûlure grave (unveröffentlichtes Weiterbildungsskript).

Kapp, H. (2006). Regulation der Wundheilung durch Wachstumsfaktoren und Zytokine. *Hartmann WundForum, 1,* 8–14.

Koller, T. (2016). Physiologische Grundlagen manueller Mobilisation von Narben und Bindegewebe sowie Dosierung bei Patienten mit großflächigen Brandverletzungen. *Manuelle Therapie, 20,* 237–241.

Koller, T. (2017a). Physiotherapeutische Werkzeuge zur funktionellen Mobilisation von Narben und Bindegewebe und Dosierung bei grossflächigen Narbenplatten. *Manuelle Therapie, 5*(17), 238–243.

Koller, T. (2017b). *Physiotherapeutische Diagnostik, hypothesengeleitet und klinisch relevant entscheiden*. Stuttgart: Thieme.

Koller, T. (2018). Manualtherapeutische Bestimmung des Bindegewebewiderstands bei Narben und Narbenplatten. *Manuelle Therapie, 21,* 81–87.

Koller, T. (2019a). Klinische Überlegungen bezüglich der wundheilungsphasenadaptierten und gewebespezifischen Dosierung in der Manuellen Therapie. *Manuelle Therapie, 23,* 40–46.

Koller, T. (2019b). Intertesterreliabilität und Kriteriumsvalidität bei der Bestimmung der Haut-und Bindegewebswiderstände (BGW) im physiologischen Gewebe - eine Pilotstudie. Manuelle Therapie. *Manuelle Therapie, 23,* 1–19.

Künzi, W., & Wedler, V. (2003). *Wegweiser Verbrennungen Beurteilung und Behandlung von Verbrennungen bei Erwachsenen*. Pambio Noranco: IBSA, Institut Biochimique.

Lehnhardt, M., Hartmann, B., & Reichert, B. (Hrsg.). (2016). *Verbrennungschirurgie*. Berlin: Springer.

Lindahl, G. E., et al. (2002). Activation of fibroblast procollagen 1(I) transcription by mechanical strain is transforming growth factor-dependent and involves increased binding of CCAAT-binding Factor (CBF/NF-Y) at the proximal promoter. *Journal of Biological Chemistry, 277*(8), 6153–6161.

Lngber, D., Wang, N., & Stamenovic, D. (2014). Tensegrity, cellular biophysics, and the mechanics of living systems. *Reports on Progress in Physics, 77*(4), 046603.

Maitland, G. (2008). *Manipulation der Wirbelsäule*. Berlin: Springer.

Meier, P. (2016). Versorgungsmöglichkeiten durch Kompression. Kongressvortrag, OT-World 03.-06.05.2016, Leipzig.

Meirte, J., Moortgat, P., Anthonissen, M., Maertens, K., Lafaire, C., De Cuyper, L., Hubens, G., & Van Daele, U. (2016). Short-term effects of vacuum massage on epidermal and dermal thickness and density in burn scars: An experimental study. *Burns Trauma, 4,* 27.

Moortgat, P., Anthonissen, M., Meirte, J., Van Daele, U., & Maertens, K. (2016). The physical and phys- iological effects of vacuum massage on the different skin layers: A current status of the literature. *Burns & Trauma, 4,* 34.

Moortgat, P. (2017). *Physikalische Narbenbehandlung*. Berlin: Scar Academy DACH.

Myers, T. (2015). *Anatomy Trains: Myofasziale Leitbahnen für Manual- und Bewegungstherapeuten*. München: Elsevier Urban & Fischer.

Penn, J., Grobbelaar, A., & Rolfe, K. (2012). TGF-β family in wound healing. *International Journal of Burns and Trauma, 2*(1), 18–28.

Scheer, R. (2017). Clinical innovation: Compression garments for managing lymphoedema. *Wounds International, 8*(2), 34–38.

Schleip, R. (2016). Mechanotransduktion: Von der zellulären Ebene bis zum ganzen Körper. *Osteopathische Medizin, 17*(3), 16–21.

Sergiou, M., Ott, S., & Farmer, S. (2007). Comprehensive rehabilitation of the burn patient. In D. Hernorn (Hrsg.), *Total burn care* (S. 620–651). Philadelphia: Saunders Elsevier.

Silver, F., Siperko, L., & Seehra, G. (2003). Mechanobiology of force transduction in dermal tissue. *Skin Research and Technology, 9*(1), 3–23.

Tomasek, J., Gabbiani, G., Hinz, C., Chaponnier, C., & Brown, R. (2002). Myofibroblasts and mechano: Regulation of connective tissue remodeling. *Nature reviews Molecular cell biology, 3*(5), 349–363.

Typaldos, S. (2014). *Faszien-Distorsions Modell*. Wolfenbüttel: Institut für fasziale Osteopathie.

Van den Berg, F. (2011). *Das Bindegewebe des Bewegungsapparates verstehen und beeinflussen*. Stuttgart: Thieme.

Warren, L. et al. (1971). Technique and apparatus for measuring and monitoring the mechanical impedance of body tissues and organ systems, United States Patent Alan R. Kahn Cherry Hill, Health Technology Corporation inventors Appl. No. Filed Patented Assignee.

Wipff, P., Rifkin, D., Meister, J., & Hinz, B. (2007). Myofibroblast contraction activates latent TGF-β1 from the extracellular matrix. *The Journal of Cell Biology, 179*(6), 1311–1323.

Zein-Hammoud, M., & Standley, P. (2015). Modeled osteopathic manipulative treat-ments: a review of their in vitro effects on fibroblast tissue preparations. *The Journal of the American Osteopathic Association, 115*(8), 49Q–502.

Zheng, I., Huang, Y., Song, W., Gong, X., Liu, M., Jia, X., Zhou, G., Chen, L., Li, A., & Fan, Y. (2012). Fluid shear stress regulates metalloproteinase-1 and 2 in human periodontalligament cells: Involvement of extracellular signal-regulated kinase (ERK) and P38 signaling pathways. *Journal of Biomechanical, 45*(14), 2368–2375.